SUMAK KAUSAY

(« BIEN VIVRE, BONNE VIE »)

POUR UN AUTISME FLORISSANT

Contextes et significations de l'expérience depuis le Sud Global andin

Coni Danegger, PhD

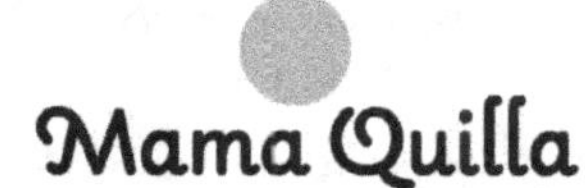

Mama Quilla

Coni Danegger, PhD, *Sumak Kausay* (« *bien vivre, bonne vie* ») *pour un autisme florissant : contextes et significations de l'expérience depuis le Sud Global andin*. Salta: Mama Quilla, décembre 2024.

ISBN 9798301982040

INTRODUCTION

J'habite dans le nord des Andes argentines, dans un village abritant deux communautés indigènes Kolla : Urkuwasi et Condorwasi. Je suis venue ici pour aider à élever des animaux de ferme pendant un certain temps, ce que j'ai combiné avec un accompagnement de personnes autistes et la poursuite de mes écrits, les nuits et les petits matins, sur l'éducation et le développement de l'autisme.

Cette expérience de partage d'espace-temps dans le contexte propre à des communautés indigènes ouvertes à l'interculturalité et à l'échange global a donné un sens et un contexte, enfin, à des échos de mon enfance : mes deux grand-mères - décédées il y a longtemps - proviennent d'un village rural dont les habitants portant les mêmes noms de famille qu'elles font maintenant partie de la communauté indigène Diaguita-Calchaquí.

J'avais déjà eu des retrouvailles avec certaines de mes racines, lors de plusieurs déplacements quelque peu imprévus, pendant la longue période de la pandémie. Juste au moment où, de manière surprenante, ont commencé à coïncider de grands changements dans la recherche, la compréhension et les pratiques liées à l'autisme, en particulier en première personne, qui ont commencé à remonter comme jamais auparavant.

J'y ai participé pleinement, en suivant mon propre chemin de recherche, de compréhension et de pratiques, dans divers contextes urbains et ruraux, en tant que femme autiste. Ces lignes sont le fruit d'une partie de ce que j'ai appris dans ce parcours, ainsi que des enseignements provenant du peuple Q'ero, du Pérou.

Elles contiennent des aspects qui pourraient être utiles à ceux qui cherchent, en ce moment, des clés fraîches pour une rénovation vers le développement personnel et le bien-être des personnes autistes, suivant des lignes à la fois éprouvées au fil des générations.

Je partage ici avec vous quelques-unes des pistes de contextes et de significations liées à la notion de *Sumak Kausay* (« bien vivre, bonne vie », en quechua) qui ont contribué à ce que je me retrouve à nouveau, comme de retour, dans le vaste monde de l'autisme et du monde académique, et avec mes pairs.

Il est possible que celui ou celle qui lira trouve quelques traces de la science la plus actuelle redécouvrant, dans ses propres termes et sa propre logique, des causes et des savoirs vécus depuis longtemps.

Dans cette approche, je ne me référerai pas à des catégories couramment appliquées à l'autisme (par exemple, « handicap », « altérations », ou même « différences »). Je ne ferai pas non plus une liste systématique de dispositifs pratiques ou de conseils basés sur ces clés andines.

Je laisse tout cela, et plus encore, pour une autre occasion. Peut-être pour le réaliser en minga : comme une rencontre entre la pensée andine et celle d'autres régions du monde, notamment celles du monde occidental. En ayant également en perspective l'expérience humaine interplanétaire, déjà proche. Pour un autisme florissant.

Coni Danegger
La Caldera, novembre 2024

LE MONDE ET LE COSMOS COMME UNE FAMILLE

La cosmovision andine conçoit le monde comme une famille composée de dieux, de peuples (*ayllus*), d'hommes, de femmes, d'enfants, et qui englobe également les animaux, les plantes, les minéraux et des lieux entiers, comme les montagnes (*Apus*).

Des membres de famille aussi divers soient-ils, formant une seule et même histoire qui, à travers le temps, est continuellement régénérée et recréée.

Dans cette vision, la Terre sur laquelle nous vivons fait partie du cosmos : une famille et une communauté avec Tayta Inti (le Soleil), Mama Quilla (la Lune) ou les Waras (les étoiles) qui font partie de notre quotidien.

Ces dieux familiers, que l'on mentionne naturellement dans le monde andin, ne sont pas l'objet d'une adoration, ni ne résident dans un Panthéon lointain.

Au-delà des mythes originels, on les perçoit instinctivement et on les nomme de façon pratique comme des éléments vitaux de l'existence. Ce sont la terre, le soleil, l'eau, le vent, le feu...

Nous pouvons leur parler, leur faire des offrandes ou leur demander ce dont nous avons besoin, non pas sous forme de supplications, mais en reconnaissant leur action.

Dans les cultures andines, les personnes s'adressent à ces dieux avec proximité et confiance, comme dans une conversation continue, sans formules ni rigidités.

Avec une vénération particulière pour les ancêtres et les personnes âgées, et pour celui qui ordonne tout ici : Tayta Inti, le Soleil, et Pachamama, la Terre Mère.

Les êtres humains ne sont qu'un des membres de cette famille globale, cosmique.

LA TERRE MÈRE COMME FOYER COMMUN

Cette familiarité avec le monde trouve son centre et son foyer dans Pachamama, la Terre Mère.

Elle est à la fois chaque parcelle de terre et la planète Terre dans son intégralité.

Elle est conçue comme une entité qui embrasse et contient chaque être vivant et chacune de ses interactions, offrant harmonie, développement et rencontre.

Les cycles de mouvement et de vie, y compris la mort, font partie du rythme de Pachamama, dans laquelle tout trouve un sens.

ÊTRE EN FAMILLE ET EN COMMUNAUTÉ

La conception andine du monde est fondée sur des notions qui englobent et nuancent les idées de « famille » et de « communauté » (ces mots désignent des visions partagées, avec des différences culturelles, depuis les langues occidentales). Dans les Andes, c'est l'*ayllu*.

Il ne s'identifie pas nécessairement au cercle familial par le sang, et dans certains cas, il le transcende.

Ayllu imprègne et signifie diverses formes de relation, également de manière spirituelle et par choix de liens.

En premier lieu, il fait référence à la personne elle-même, qui se conçoit comme une communauté en soi, se réalisant dans son être et dans le développement de ses multiples dimensions.

Ayllu est aussi social et culturel, en référence à d'autres êtres humains.

Ce sens familial et communautaire s'étend également aux dieux andins, aux animaux (sacrés, domestiques, d'élevage...), aux plantes, aux objets (maisons, tissus, paniers, vases...), et aussi aux lieux.

CHAQUE CHOSE ET TOUT

« Tout est vivant », disent les aïeux des Andes. Tout et chaque être, formant un tout.

Tout est lié à tout.

Au sein de ce tout, chaque être, dans son espace-temps, est unique et primordial.

Donnant vie au tout.

Toi aussi.

Et chaque partie de toi.

UN MONDE SANS DÉCHETS

Pachamama accueille chaque être sans en rejeter aucun. Il y a place pour tous et chacun.

Elle ne distingue pas des êtres convergents ou divergents.

Chacun de ceux qui sont est unique.

Accepté tel qu'il est.

Chaque espèce, chaque personne, chaque animal, chaque plante, et même chaque fruit, chaque feuille.

Chaque pierre, grande ou petite. Chaque grain de sable, chaque dune et chaque montagne.

En même temps, chaque être est en mouvement, dans l'une ou l'autre des formes du changement.

Dans les changements liés aux saisons ou à la vie.

À chaque changement de lune, à chaque cycle menstruel, à chaque nouveau cycle.

À chaque bourgeon et à chaque blessure.

Chaque apparente erreur, rupture, perte, mort ou recommencement.

Aucun être ni aucune vie n'est un déchet ou n'est gaspillée.

Chacune est précieuse et nécessaire.

Aucune étape de la vie de l'*ayllu*, ni celle de quiconque ou de quoi que ce soit, n'est un déchet.

Sous la pluie et ensuite quand le soleil se lève, et les petites feuilles ou les branches sèches qui sont tombées des arbres gisent sur le sol.

Pour Pachamama, elles font partie du cycle de la vie, se renouvelant en se transformant en humus, en racines, en tronc, en feuilles, en fleurs, en fruits.

DIMENSIONS DE L'EXISTENCE

L'existence humaine, comme les Andes, possède des dimensions qui sont conçues spatialement et en relation avec des formes de vie.

Les vies personnelles se déroulent dans le *kay pacha*, ce monde que nous voyons et habitons.

En même temps, en relation avec un monde considéré comme supérieur et plus vaste, dont les animaux caractéristiques volent ou sont plus légers : c'est le *hanaj pacha*.

Une autre dimension de leur existence est liée au monde souterrain, l'*urku pacha*, peuplé d'une variété de personnages et de mythes.

Ces mondes coexistent et interagissent dans les subjectivités des personnes dans les Andes, faisant partie de leur chemin personnel d'autoconnaissance et d'auto-acceptation.

RECOMMENCER

Le temps andin est cyclique.

Il se renouvelle en répétant des étapes, autour des itérations de Pachamama : les saisons, les mouvements du soleil, les constellations, la lune.

Il indique un temps pour tout, comme la nature.

Des temps de travail, de fête, de repos.

Le temps de garder la semence et le temps de semer, le temps de la première récolte et de la grande récolte.

Tous les temps ont un sens : leurs périodes de changement rapide, de tailles ou de tempêtes, leurs moments d'attente, leurs apparentes lenteurs.

En cela, chaque être porte son propre rythme, qui est observé et respecté par la sagesse ancestrale.

Avec la marque d'opportunités renouvelées pour recommencer.

COMPLÉMENTARITÉS

La culture andine n'a pas d'affection pour les arbitraires dépourvus de sens vital.

Par exemple, pour des raisons d'esthétique extérieure ou pour impressionner les autres. Pachamama est authentique.

Pour elle, une rose en fleurs n'est pas meilleure en soi que l'humus qui a contribué et fait partie de la plénitude de la rose.

Cette même rose deviendra humus, dans un autre espace-temps. Aussi dans la plénitude.

De même, elle reconnaît deux énergies qui se distinguent et sont également valorisées : une énergie raffinée (*sami*) et une autre, dense (*hucha*).

L'énergie raffinée n'est pas meilleure que la dense : elle est différente.

Elle correspond à certaines situations ou conditions.

L'énergie dense est également valide, nécessaire, complémentaire au service de la vie.

HARMONIE ET HARMONISATION

De même, certaines directions de l'action visent à harmoniser.

L'acceptation de ce qui est conduit, dans la matrice de Pachamama, à chercher ou à faire progresser son harmonie, avec soi-même et avec le reste.

La notion de tout et de diversité implique le mouvement, des espaces-temps et des rites d'harmonisation, faisant partie du chemin vers le *Sumak Kausay*.

En changeant ou en redonnant une disposition, un ordre ou une forme, vers celle qui rend chaque être plus plein et réalisé, tout en étant.

Sans pour autant que chacun cesse d'être ce qu'il est.

Même *sami*, l'énergie raffinée, peut avoir besoin d'être harmonisée.

Hucha aussi, et continuerait d'être une énergie dense, bien qu'harmonisée.

PURIFIER

Tout au long du chemin, nous nous salissons, nous accumulons, nous perdons de notre clarté.

Pour harmoniser, avant d'agir en remplissant ou en réparant, la culture andine fait une pause, observe et nettoie.

Non pas pour laisser impeccable, parfait ou inoffensif, mais pour revenir à l'origine et renouveler, recommençant les cycles.

Il existe de nombreux rites andins, et aussi des jours spéciaux de l'année, dédiés à la purification, au nettoyage ou *pampachay*.

Des maisons, des corps, des pensées, des intentions, des objets.

Au fil de Mama Cocha, la sacrée mère des eaux, et souvent avec la participation de Tayta Inti (le soleil), Mama Quilla (la lune), ou Tayta Huayra (le vent).

Avec l'aide d'herbes, de fleurs ou de racines de plantes sacrées ou de culture domestique.

Avec du sel. Parfois, avec de la terre.

Avec des encens. Avec des chants et des invocations.
Avec des lessives, des savons, des balais et des
plumeaux.

Parfois, avec l'aide de personnes spécialisées dans des
questions spécifiques. Comp tant sur l'aide des sciences
et des professions.

Habituellement, de manière personnelle, sur la base de
l'observation et de la compréhension de soi en
interaction avec les éléments de la nature.

En suivant les indices de la sagesse ancestrale.

NOURRIR ET GUÉRIR

Pachamama, la nature, est celle qui guérit, qui rétablit l'équilibre.

La cosmovision andine conçoit que la désharmonie et le mal-être affectent non seulement les personnes, mais aussi leurs environnements (leurs maisons ou leurs lieux de travail), et aussi la nature.

C'est pourquoi l'harmonisation doit également se faire dans ces autres domaines.

L'alimentation a également des fonctions médicinales, pour nourrir, prévenir ou guérir.

De manière ordinaire, les personnes gèrent leurs propres *hampis*, trousses de premiers secours avec des herbes médicinales.

Les communautés confient certaines tâches, spirituelles et de guérison, à la médecine traditionnelle, à leurs *yatiris*.

Leur action et leur mode de préparation sont transmis de génération en génération, faisant partie de l'initiation aux *runa warmi*, les moments de la vie.

ATTACHEMENT ET ÉDUCATION

Les familles andines n'expérimentent généralement pas le sentiment de possession ou d'appartenance exclusive de leurs enfants que l'on trouve caractéristique en Occident.

Au contraire, il existe d'une part la perception que les *wawas* sont liés de manière particulière au monde mystérieux des dieux, en particulier Pachamama, l'amoureuse Mère Terre.

D'autre part, ils appartiennent à l'*ayllu*.

En fait, certains aspects de l'éducation se font en communauté, au sein des cercles de *comadres*.

La supervision des grands-mères s'appuie sur la sagesse ancestrale pour interpréter les signes et indiquer quoi faire dans les différentes situations des *wawas* de la communauté.

De même, on reconnaît souvent les mères, parfois aussi les pères, des Andes car elles portent leur *qepi* de laine sur le dos, portant, enveloppé et emmailloté, un petit *wawa*.

De cette relation de proximité dès les débuts de leur vie, les enfants andins s'initient à la participation à la vie, aux temps et aux activités de l'*ayllu*, tout en construisant une vision du monde fondée sur des liens d'attachement.

Avec la première coupe de cheveux, vers l'âge de trois ans, arrive leur premier jalon d'autonomie, célébré en grande pompe par toute la communauté.

ACCOMPAGNER, PARTICIPER, PRATIQUER

La culture andine éduque par la présence,
l'accompagnement et la pratique, et non par
l'enseignement explicite.

L'accompagnement vient d'abord des *wawas*, en
assistant et en observant chaque étape, chaque action,
chaque échange.

Ensuite, avec leur curiosité et leur action autonome, en
observant et en posant des questions aux aînés.

Puis, en pratiquant.

Là, la présence qui est éducation se transforme en celle
de celui qui les observe, qui leur pose des questions, les
encourage, les guide.

De manière proche ou à distance, lorsque les jeunes de
l'*ayllu* s'initient à des formes plus avancées, en fonction
du temps qui passe.

Avec une autonomie de plus en plus grande : de l'aide
aux tâches ménagères à la responsabilité de tâches de
plus en plus importantes ; jusqu'à pouvoir effectuer de
nombreuses et toutes les tâches de manière autonome
en dehors du foyer.

Formant ensuite, à l'adolescence, un foyer propre, à titre d'essai.

Essayant également les relations de choix et la formation de leur propre famille, grâce au *sirviñaco*.

Avec l'accompagnement des ancêtres, des grands-mères et des grands-pères de l'*ayllu* et de toute leur sagesse.

Et le cycle recommence.

SILENCE ET MYSTÈRE

Le silence andin se découpe dans les sons de la vie, dans les montagnes, les vallées, les plateaux, les ravins et les plaines.

La cosmovision andine respecte et valorise particulièrement ce silence - tout comme, dans ses espaces-temps, l'échange de mots ou de couplets, les rires et le brouhaha de la célébration et de la fête.

Le silence particulier des peuples andins n'est pas signe de vide, d'ignorance ou de mépris.

Il est vécu comme une expérience et un espace d'intimité, et d'ouverture à l'écoute.

C'est aussi un contexte de contemplation et de découverte du mystère.

SALUER

L'acte de saluer est particulièrement vénéré dans le monde andin.

Peut-être favorisé par le fait qu'il est fréquent de parcourir de longues distances, souvent à pied ou à cheval, ou que certaines communautés sont transhumantes.

Les mots de salut ne sont pas de simples formalités ou des formules creuses.

Souvent, les gens ont des mots préférés, choisis avec soin, pour exprimer leur salut comme une forme de bénédiction.

Il existe des mots de salut traditionnels qui révèlent des désirs, des intentions ou des codes de conduite communs :

> "*Ama sua* : ne sois pas voleur.
> *Ama llulla* : ne sois pas menteur.
> *Ama quella* : ne sois pas paresseux."

MUSIQUE ET DANSE

La cosmovision andine s'exprime dans les langages de la musique et de la danse comme des systèmes de connaissance, de communication et d'échange social.

La danse, occasion de fête, de rencontre et de repos, est quelque chose de rituel et repose sur divers rythmes et harmonies familiers.

La musique s'écoute et se fait aussi, en communauté.

Elle fait partie de l'expérience quotidienne comme une forme acceptée de communication des propres sentiments, désirs et pensées.

Par exemple, dans le chant avec *caja*, de manière individuelle, en cercle de *comadres* ou de *compadres*, ou avec la grâce et l'étincelle du contrepoint et de la compétition dans l'improvisation.

Ils supposent un apprentissage et un entraînement, qui sont très valorisés dans les communautés.

PAIEMENT ET DON

Le 1er août est une fête de purification dans le monde andin : commence le mois de Pachamama.

Dans chaque foyer, on effectue un nettoyage énergique, parfois général. Dès le matin, on voit la fumée de la combustion d'objets usagés, ainsi que d'encens.

Le 2 août, les cérémonies de célébration amoureuses commencent généralement, qui sont une sorte de paiement à la Mère Terre.

Partout, les gens se rassemblent autour d'une excavation dans la terre, habituellement faite l'année précédente et celle d'avant.

Chaque fois, d'abord pour voir si la Pacha a consommé toute l'offrande de l'année précédente : ce serait de bon augure de ne rien trouver.

Pendant ce temps, les personnes présentes se préparent à faire leur don.

Intérieurement, en se rappelant leurs raisons de rendre grâce et leurs nouvelles demandes.

Extérieurement, avec des encens végétaux et des prières.

Au son de la musique et en murmurant, deux par deux, les gens passent l'offrande, avec l'aide de ceux qui ont préparé et invité à la cérémonie.

Généreusement, on offre à la Mère Terre des boissons et des aliments.

Tout ce qui est agréable aux personnes doit être partagé avec elle.

De l'eau, des jus, du coca-cola, de la bière, du vin et des liqueurs, des plats richement préparés, des bonbons, des desserts, des graines précieuses...

Aussi des cigarettes et des feuilles de coca, sacrées sous la protection de Mama Kuka.

Tout cela, tandis que les gens autour continuent leurs conversations habituelles, que les enfants continuent à jouer, que les animaux domestiques vont et viennent.

Pachamama et l'offrande font partie de la vie domestique quotidienne.

RÉCIPROCITÉ

Ayni est l'un des noms andins de la réciprocité dans le don, le fait de donner, d'offrir.

Dans l'équilibre et l'harmonie de l'*ayllu*, cela a des dimensions matérielles et spirituelles.

On ne conçoit pas qu'il y ait des personnes qui ne reçoivent que, ou qui ne donnent que.

Chacun peut apporter quelque chose.

Chacun peut et doit recevoir en retour.

De différentes manières : par l'échange d'objets ou d'actions, comme le troc ou le marchandage, ou avec de l'argent.

Pachamama donne et reçoit aussi.

Aux rites de *pago* (paiement ou donner), on ajoute parfois, surtout en période de fête :

> *¡Pachamama, kusilla kusilla!*
> Pachamama, sois propice.
> Sois généreuse dans ton don.

UN CORPS SAGE ET CONNAISSEUR

Le *pocpo* (corps) est celui qui connaît.

La sagesse andine ne conçoit pas que l'on puisse connaître seulement ou principalement avec une partie, comme le cerveau.

La considération de "la cognition" comme séparée du corps serait par exemple étrangère à cette cosmovision.

Au-delà des neurocentrismes, on conçoit que chaque corps connaît avec ses différents systèmes vitaux, dans sa relation avec le monde.

Les différentes zones du corps ont des qualités particulières pour explorer et savoir.

Chacune regarde et voit, littéralement, de ses propres *ñawis*, ou yeux, qui sont l'organe de connaissance de cette zone du *pocpo*.

Les notions de 'savoir' et de 'vivre' sont indissociables dans un mot andin désignant la connaissance : *yachay*.

Dans cette conception, le corps connaît par son action pratique, qui est le faire, ainsi que par la perception, l'intuition et la création.

Le corps porte en lui les traces de ce que les ancêtres ont connu.

Aussi ce que les histoires et les événements passés ont déposé dans sa mémoire, signifiés par sa propre expérience de vie.

UNITÉ ET DIVERSITÉ

Dans Pachamama, le tout est un.

Dans cet un fondamental, se trouve toute la diversité de l'existence.

L'un est la plénitude de la diversité.

La diversité remplit l'un et l'unique.

En chaque être qui est, qui est en train d'être.

Aussi, en ce qui concerne la communauté, tout ce qui est unité de toutes les diversités.

Qui accueille et forme l'unité dans la diversité de la diversité.

Avec toutes ses formes d'être, et ses intersections.

SANS BESOIN D'INCLURE

Dans Pachamama, chacun fait partie du tout.

Non pas comme une appartenance, mais comme une partie.

La nature n'a pas besoin d'inclure : elle est, simplement, dans l'unité et la diversité.

Pour l'intuition andine, tout est déjà inclus, pour ainsi dire.

La notion d' *"inclure"*, comme verbe d'action, ou *"être inclus"* comme condition ou situation d'objet, n'a pas de sens dans cette vision.

Qui ou quels pourraient s'arroger le droit de permettre ou de laisser de la place (ou non), à côté d'eux, comme égaux, à d'autres êtres humains, de les *"inclure"*.

Peut-être auraient-ils inconsciemment dû déplacer ces semblables auparavant, ne serait-ce que dans leur propre pensée.

Ces pairs étaient déjà en train d'être.

Sans que les aspects de leur diversité, ou leur trajectoire dans le temps, par exemple, ne conditionnent ou ne soient un obstacle à leur être *ayllu*.

Dans la cosmovision andine, l'inclusion est présumée, elle est implicite dans *ayllu*.

SUMAK KAWSAY ET DÉVELOPPEMENT PERSONNEL

Sumak Kawsay va au-delà du concept de "être heureux".

Sumak est la plénitude, la réalisation.

Kawsay, la vie, et aussi le mouvement.

Il canalise la notion de bien-être, avec une nuance.

Toujours en mouvement, dans un dynamisme vital, le bien-être de la cosmovision andine est un *bien-étant-être*.

En se faisant. Jamais terminé, complet ou fermé.

Il se traduit aussi par "bonne vie" et "vie bonne" : avec un sens et un but, soignée, partagée, utile, travaillée ; joyeuse, gracieuse et reconnaissante.

Sumak Kawsay est un chemin de vie, *ñan*, parcouru avec un sens de communauté globale, universelle, mais de manière personnelle et pratique.

Une fois et encore, comme les cycles de Pachamama, en recommençant.

ÉPILOGUE

Sous l'égide de Pachamama, l'autisme peut être une opportunité de suivre un chemin quelque peu différent de ceux connus dans d'autres cultures du monde. À certains égards, peut-être plus délicatement adapté et respectueux. Je souhaite que la connaissance du monde andin inspire des formes et des temps de renouveau.

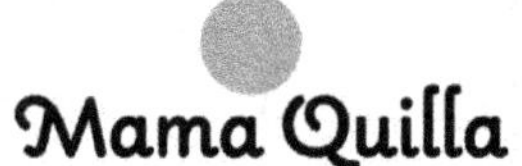